Comment remplir ce carnet ?

Chaque jour, notez pour chaque cigarette fumée
- l'heure
- le lieu (travail, maison, soirée, …)
- votre humeur (stressé, détendu, …
- l'importance de la cigarette
- d'après vous, comment vous en passer la prochaine
fois.

A qui s'adresse ce carnet ?

Ce carnet est à l'usage de tous les fumeurs qui
souhaitent évaluer leur consommation de tabac. Cela
vous permettra de mieux prendre conscience de
votre dépendance du tabac et pourra vous aider dans
votre diminution ou votre arrêt de la cigarette !

L'arrêt de la cigarette commence maintenant !

DATE ____________

Cig n°	heure	lieu	humeur	Importance	Comment s'en passer ?
1					
2					
3					
4					
5					
6					
7					
8					
9					
10					
11					
12					
13					
14					
15					
16					
17					
18					
19					
20					
21					
22					
23					
24					
25					

Bilan de la journée :

____

____

DATE

Cig n°	heure	lieu	humeur	Importance	Comment s'en passer ?
1					
2					
3					
4					
5					
6					
7					
8					
9					
10					
11					
12					
13					
14					
15					
16					
17					
18					
19					
20					
21					
22					
23					
24					
25					

Bilan de la journée :

DATE _______________

Cig n°	heure	lieu	humeur	Importance	Comment s'en passer ?
1					
2					
3					
4					
5					
6					
7					
8					
9					
10					
11					
12					
13					
14					
15					
16					
17					
18					
19					
20					
21					
22					
23					
24					
25					

Bilan de la journée :

____

____

DATE

Cig n°	heure	lieu	humeur	Importance	Comment s'en passer ?
1					
2					
3					
4					
5					
6					
7					
8					
9					
10					
11					
12					
13					
14					
15					
16					
17					
18					
19					
20					
21					
22					
23					
24					
25					

Bilan de la journée :

DATE ___________________

Cig n°	heure	lieu	humeur	Importance	Comment s'en passer ?
1					
2					
3					
4					
5					
6					
7					
8					
9					
10					
11					
12					
13					
14					
15					
16					
17					
18					
19					
20					
21					
22					
23					
24					
25					

Bilan de la journée :

____

____

DATE

Cig n°	heure	lieu	humeur	Importance	Comment s'en passer ?
1					
2					
3					
4					
5					
6					
7					
8					
9					
10					
11					
12					
13					
14					
15					
16					
17					
18					
19					
20					
21					
22					
23					
24					
25					

Bilan de la journée :

____

____

Cig n°	heure	lieu	humeur	Importance	Comment s'en passer ?
1					
2					
3					
4					
5					
6					
7					
8					
9					
10					
11					
12					
13					
14					
15					
16					
17					
18					
19					
20					
21					
22					
23					
24					
25					

Bilan de la journée :

____

____

Cig n°	heure	lieu	humeur	Importance	Comment s'en passer ?
1					
2					
3					
4					
5					
6					
7					
8					
9					
10					
11					
12					
13					
14					
15					
16					
17					
18					
19					
20					
21					
22					
23					
24					
25					

Bilan de la journée :

____

____

DATE

Cig n°	heure	lieu	humeur	Importance	Comment s'en passer ?
1					
2					
3					
4					
5					
6					
7					
8					
9					
10					
11					
12					
13					
14					
15					
16					
17					
18					
19					
20					
21					
22					
23					
24					
25					

Bilan de la journée :

____

____

Cig n°	heure	lieu	humeur	Importance	Comment s'en passer ?
1					
2					
3					
4					
5					
6					
7					
8					
9					
10					
11					
12					
13					
14					
15					
16					
17					
18					
19					
20					
21					
22					
23					
24					
25					

Bilan de la journée :

____

____

DATE _______________

Cig n°	heure	lieu	humeur	Importance	Comment s'en passer ?
1					
2					
3					
4					
5					
6					
7					
8					
9					
10					
11					
12					
13					
14					
15					
16					
17					
18					
19					
20					
21					
22					
23					
24					
25					

Bilan de la journée :

____

____

DATE

Cig n°	heure	lieu	humeur	Importance	Comment s'en passer ?
1					
2					
3					
4					
5					
6					
7					
8					
9					
10					
11					
12					
13					
14					
15					
16					
17					
18					
19					
20					
21					
22					
23					
24					
25					

Bilan de la journée :

DATE

Cig n°	heure	lieu	humeur	Importance	Comment s'en passer ?
1					
2					
3					
4					
5					
6					
7					
8					
9					
10					
11					
12					
13					
14					
15					
16					
17					
18					
19					
20					
21					
22					
23					
24					
25					

Bilan de la journée :

____

____

DATE

Cig n°	heure	lieu	humeur	Importance	Comment s'en passer ?
1					
2					
3					
4					
5					
6					
7					
8					
9					
10					
11					
12					
13					
14					
15					
16					
17					
18					
19					
20					
21					
22					
23					
24					
25					

Bilan de la journée :

____

____

DATE

Cig n°	heure	lieu	humeur	Importance	Comment s'en passer ?
1					
2					
3					
4					
5					
6					
7					
8					
9					
10					
11					
12					
13					
14					
15					
16					
17					
18					
19					
20					
21					
22					
23					
24					
25					

Bilan de la journée :

____

____

Cig n°	heure	lieu	humeur	Importance	Comment s'en passer ?
1					
2					
3					
4					
5					
6					
7					
8					
9					
10					
11					
12					
13					
14					
15					
16					
17					
18					
19					
20					
21					
22					
23					
24					
25					

Bilan de la journée :

____

____

Cig n°	heure	lieu	humeur	Importance	Comment s'en passer ?
1					
2					
3					
4					
5					
6					
7					
8					
9					
10					
11					
12					
13					
14					
15					
16					
17					
18					
19					
20					
21					
22					
23					
24					
25					

Bilan de la journée :

____

____

DATE

Cig n°	heure	lieu	humeur	Importance	Comment s'en passer ?
1					
2					
3					
4					
5					
6					
7					
8					
9					
10					
11					
12					
13					
14					
15					
16					
17					
18					
19					
20					
21					
22					
23					
24					
25					

Bilan de la journée :

____

____

DATE _______________

Cig n°	heure	lieu	humeur	Importance	Comment s'en passer ?
1					
2					
3					
4					
5					
6					
7					
8					
9					
10					
11					
12					
13					
14					
15					
16					
17					
18					
19					
20					
21					
22					
23					
24					
25					

Bilan de la journée :

____

____

Cig n°	heure	lieu	humeur	Importance	Comment s'en passer ?
1					
2					
3					
4					
5					
6					
7					
8					
9					
10					
11					
12					
13					
14					
15					
16					
17					
18					
19					
20					
21					
22					
23					
24					
25					

Bilan de la journée :

____

____

Cig n°	heure	lieu	humeur	Importance	Comment s'en passer ?
1					
2					
3					
4					
5					
6					
7					
8					
9					
10					
11					
12					
13					
14					
15					
16					
17					
18					
19					
20					
21					
22					
23					
24					
25					

Bilan de la journée :

____

____

DATE _______________

Cig n°	heure	lieu	humeur	Importance	Comment s'en passer ?
1					
2					
3					
4					
5					
6					
7					
8					
9					
10					
11					
12					
13					
14					
15					
16					
17					
18					
19					
20					
21					
22					
23					
24					
25					

Bilan de la journée :

____

____

DATE ______________________

Cig n°	heure	lieu	humeur	Importance	Comment s'en passer ?
1					
2					
3					
4					
5					
6					
7					
8					
9					
10					
11					
12					
13					
14					
15					
16					
17					
18					
19					
20					
21					
22					
23					
24					
25					

Bilan de la journée :

____

____

DATE

Cig n°	heure	lieu	humeur	Importance	Comment s'en passer ?
1					
2					
3					
4					
5					
6					
7					
8					
9					
10					
11					
12					
13					
14					
15					
16					
17					
18					
19					
20					
21					
22					
23					
24					
25					

Bilan de la journée :

____

____

Cig n°	heure	lieu	humeur	Importance	Comment s'en passer ?
1					
2					
3					
4					
5					
6					
7					
8					
9					
10					
11					
12					
13					
14					
15					
16					
17					
18					
19					
20					
21					
22					
23					
24					
25					

Bilan de la journée :

____

____

DATE ________________

Cig n°	heure	lieu	humeur	Importance	Comment s'en passer ?
1					
2					
3					
4					
5					
6					
7					
8					
9					
10					
11					
12					
13					
14					
15					
16					
17					
18					
19					
20					
21					
22					
23					
24					
25					

Bilan de la journée :

____

____

<u>**DATE**</u>

Cig n°	heure	lieu	humeur	Importance	Comment s'en passer ?
1					
2					
3					
4					
5					
6					
7					
8					
9					
10					
11					
12					
13					
14					
15					
16					
17					
18					
19					
20					
21					
22					
23					
24					
25					

Bilan de la journée :

____

____

DATE _______________

Cig n°	heure	lieu	humeur	Importance	Comment s'en passer ?
1					
2					
3					
4					
5					
6					
7					
8					
9					
10					
11					
12					
13					
14					
15					
16					
17					
18					
19					
20					
21					
22					
23					
24					
25					

Bilan de la journée :

____

____

DATE

Cig n°	heure	lieu	humeur	Importance	Comment s'en passer ?
1					
2					
3					
4					
5					
6					
7					
8					
9					
10					
11					
12					
13					
14					
15					
16					
17					
18					
19					
20					
21					
22					
23					
24					
25					

Bilan de la journée :

____

____

DATE

Cig n°	heure	lieu	humeur	Importance	Comment s'en passer ?
1					
2					
3					
4					
5					
6					
7					
8					
9					
10					
11					
12					
13					
14					
15					
16					
17					
18					
19					
20					
21					
22					
23					
24					
25					

Bilan de la journée :

____

____

DATE ______________________

Cig n°	heure	lieu	humeur	Importance	Comment s'en passer ?
1					
2					
3					
4					
5					
6					
7					
8					
9					
10					
11					
12					
13					
14					
15					
16					
17					
18					
19					
20					
21					
22					
23					
24					
25					

Bilan de la journée :

____

____

Cig n°	heure	lieu	humeur	Importance	Comment s'en passer ?
1					
2					
3					
4					
5					
6					
7					
8					
9					
10					
11					
12					
13					
14					
15					
16					
17					
18					
19					
20					
21					
22					
23					
24					
25					

Bilan de la journée :

____

____

DATE

Cig n°	heure	lieu	humeur	Importance	Comment s'en passer ?
1					
2					
3					
4					
5					
6					
7					
8					
9					
10					
11					
12					
13					
14					
15					
16					
17					
18					
19					
20					
21					
22					
23					
24					
25					

Bilan de la journée :

____

____

DATE _______________

Cig n°	heure	lieu	humeur	Importance	Comment s'en passer ?
1					
2					
3					
4					
5					
6					
7					
8					
9					
10					
11					
12					
13					
14					
15					
16					
17					
18					
19					
20					
21					
22					
23					
24					
25					

Bilan de la journée :

____

____

DATE __________________

Cig n°	heure	lieu	humeur	Importance	Comment s'en passer ?
1					
2					
3					
4					
5					
6					
7					
8					
9					
10					
11					
12					
13					
14					
15					
16					
17					
18					
19					
20					
21					
22					
23					
24					
25					

Bilan de la journée :

____

____

DATE _______________________

Cig n°	heure	lieu	humeur	Importance	Comment s'en passer ?
1					
2					
3					
4					
5					
6					
7					
8					
9					
10					
11					
12					
13					
14					
15					
16					
17					
18					
19					
20					
21					
22					
23					
24					
25					

Bilan de la journée :

____

____

DATE

Cig n°	heure	lieu	humeur	Importance	Comment s'en passer ?
1					
2					
3					
4					
5					
6					
7					
8					
9					
10					
11					
12					
13					
14					
15					
16					
17					
18					
19					
20					
21					
22					
23					
24					
25					

Bilan de la journée :

Cig n°	heure	lieu	humeur	Importance	Comment s'en passer ?
1					
2					
3					
4					
5					
6					
7					
8					
9					
10					
11					
12					
13					
14					
15					
16					
17					
18					
19					
20					
21					
22					
23					
24					
25					

Bilan de la journée :

____

____

DATE

Cig n°	heure	lieu	humeur	Importance	Comment s'en passer ?
1					
2					
3					
4					
5					
6					
7					
8					
9					
10					
11					
12					
13					
14					
15					
16					
17					
18					
19					
20					
21					
22					
23					
24					
25					

Bilan de la journée :

____

____

DATE _______________

Cig n°	heure	lieu	humeur	Importance	Comment s'en passer ?
1					
2					
3					
4					
5					
6					
7					
8					
9					
10					
11					
12					
13					
14					
15					
16					
17					
18					
19					
20					
21					
22					
23					
24					
25					

Bilan de la journée :

____

____

Cig n°	heure	lieu	humeur	Importance	Comment s'en passer ?
1					
2					
3					
4					
5					
6					
7					
8					
9					
10					
11					
12					
13					
14					
15					
16					
17					
18					
19					
20					
21					
22					
23					
24					
25					

Bilan de la journée :

____

____

Cig n°	heure	lieu	humeur	Importance	Comment s'en passer ?
1					
2					
3					
4					
5					
6					
7					
8					
9					
10					
11					
12					
13					
14					
15					
16					
17					
18					
19					
20					
21					
22					
23					
24					
25					

Bilan de la journée :

____

____

Cig n°	heure	lieu	humeur	Importance	Comment s'en passer ?
1					
2					
3					
4					
5					
6					
7					
8					
9					
10					
11					
12					
13					
14					
15					
16					
17					
18					
19					
20					
21					
22					
23					
24					
25					

Bilan de la journée :

____

____

DATE ______________

Cig n°	heure	lieu	humeur	Importance	Comment s'en passer ?
1					
2					
3					
4					
5					
6					
7					
8					
9					
10					
11					
12					
13					
14					
15					
16					
17					
18					
19					
20					
21					
22					
23					
24					
25					

Bilan de la journée :

____

____

Cig n°	heure	lieu	humeur	Importance	Comment s'en passer ?
1					
2					
3					
4					
5					
6					
7					
8					
9					
10					
11					
12					
13					
14					
15					
16					
17					
18					
19					
20					
21					
22					
23					
24					
25					

Bilan de la journée :

____

____

DATE _______________

Cig n°	heure	lieu	humeur	Importance	Comment s'en passer ?
1					
2					
3					
4					
5					
6					
7					
8					
9					
10					
11					
12					
13					
14					
15					
16					
17					
18					
19					
20					
21					
22					
23					
24					
25					

Bilan de la journée :

____

____

DATE ______________

Cig n°	heure	lieu	humeur	Importance	Comment s'en passer ?
1					
2					
3					
4					
5					
6					
7					
8					
9					
10					
11					
12					
13					
14					
15					
16					
17					
18					
19					
20					
21					
22					
23					
24					
25					

Bilan de la journée :

____

____

DATE

Cig n°	heure	lieu	humeur	Importance	Comment s'en passer ?
1					
2					
3					
4					
5					
6					
7					
8					
9					
10					
11					
12					
13					
14					
15					
16					
17					
18					
19					
20					
21					
22					
23					
24					
25					

Bilan de la journée :

____

____

DATE _______________________

Cig n°	heure	lieu	humeur	Importance	Comment s'en passer ?
1					
2					
3					
4					
5					
6					
7					
8					
9					
10					
11					
12					
13					
14					
15					
16					
17					
18					
19					
20					
21					
22					
23					
24					
25					

Bilan de la journée :

____

____

DATE

Cig n°	heure	lieu	humeur	Importance	Comment s'en passer ?
1					
2					
3					
4					
5					
6					
7					
8					
9					
10					
11					
12					
13					
14					
15					
16					
17					
18					
19					
20					
21					
22					
23					
24					
25					

Bilan de la journée :

____

____

<u>DATE</u>

Cig n°	heure	lieu	humeur	Importance	Comment s'en passer ?
1					
2					
3					
4					
5					
6					
7					
8					
9					
10					
11					
12					
13					
14					
15					
16					
17					
18					
19					
20					
21					
22					
23					
24					
25					

Bilan de la journée :

____

____

Cig n°	heure	lieu	humeur	Importance	Comment s'en passer ?
1					
2					
3					
4					
5					
6					
7					
8					
9					
10					
11					
12					
13					
14					
15					
16					
17					
18					
19					
20					
21					
22					
23					
24					
25					

Bilan de la journée :

____

____

DATE _______________________

Cig n°	heure	lieu	humeur	Importance	Comment s'en passer ?
1					
2					
3					
4					
5					
6					
7					
8					
9					
10					
11					
12					
13					
14					
15					
16					
17					
18					
19					
20					
21					
22					
23					
24					
25					

Bilan de la journée :

____

____

DATE _______________

Cig n°	heure	lieu	humeur	Importance	Comment s'en passer ?
1					
2					
3					
4					
5					
6					
7					
8					
9					
10					
11					
12					
13					
14					
15					
16					
17					
18					
19					
20					
21					
22					
23					
24					
25					

Bilan de la journée :

____

____

DATE ______________

Cig n°	heure	lieu	humeur	Importance	Comment s'en passer ?
1					
2					
3					
4					
5					
6					
7					
8					
9					
10					
11					
12					
13					
14					
15					
16					
17					
18					
19					
20					
21					
22					
23					
24					
25					

Bilan de la journée :

____

____

DATE _______________

Cig n°	heure	lieu	humeur	Importance	Comment s'en passer ?
1					
2					
3					
4					
5					
6					
7					
8					
9					
10					
11					
12					
13					
14					
15					
16					
17					
18					
19					
20					
21					
22					
23					
24					
25					

Bilan de la journée :

____

____

DATE _______________

Cig n°	heure	lieu	humeur	Importance	Comment s'en passer ?
1					
2					
3					
4					
5					
6					
7					
8					
9					
10					
11					
12					
13					
14					
15					
16					
17					
18					
19					
20					
21					
22					
23					
24					
25					

Bilan de la journée :

____

____

DATE ______________________

Cig n°	heure	lieu	humeur	Importance	Comment s'en passer ?
1					
2					
3					
4					
5					
6					
7					
8					
9					
10					
11					
12					
13					
14					
15					
16					
17					
18					
19					
20					
21					
22					
23					
24					
25					

Bilan de la journée :

____

____

DATE ______________________

Cig n°	heure	lieu	humeur	Importance	Comment s'en passer ?
1					
2					
3					
4					
5					
6					
7					
8					
9					
10					
11					
12					
13					
14					
15					
16					
17					
18					
19					
20					
21					
22					
23					
24					
25					

Bilan de la journée :

____

____

DATE _______________________

Cig n°	heure	lieu	humeur	Importance	Comment s'en passer ?
1					
2					
3					
4					
5					
6					
7					
8					
9					
10					
11					
12					
13					
14					
15					
16					
17					
18					
19					
20					
21					
22					
23					
24					
25					

Bilan de la journée :

____

____

DATE _______________

Cig n°	heure	lieu	humeur	Importance	Comment s'en passer ?
1					
2					
3					
4					
5					
6					
7					
8					
9					
10					
11					
12					
13					
14					
15					
16					
17					
18					
19					
20					
21					
22					
23					
24					
25					

Bilan de la journée :

____

____

Cig n°	heure	lieu	humeur	Importance	Comment s'en passer ?
1					
2					
3					
4					
5					
6					
7					
8					
9					
10					
11					
12					
13					
14					
15					
16					
17					
18					
19					
20					
21					
22					
23					
24					
25					

Bilan de la journée :

____

____

DATE

Cig n°	heure	lieu	humeur	Importance	Comment s'en passer ?
1					
2					
3					
4					
5					
6					
7					
8					
9					
10					
11					
12					
13					
14					
15					
16					
17					
18					
19					
20					
21					
22					
23					
24					
25					

Bilan de la journée :

____

____

DATE _______________

Cig n°	heure	lieu	humeur	Importance	Comment s'en passer ?
1					
2					
3					
4					
5					
6					
7					
8					
9					
10					
11					
12					
13					
14					
15					
16					
17					
18					
19					
20					
21					
22					
23					
24					
25					

Bilan de la journée :

____

____

DATE __________________

Cig n°	heure	lieu	humeur	Importance	Comment s'en passer ?
1					
2					
3					
4					
5					
6					
7					
8					
9					
10					
11					
12					
13					
14					
15					
16					
17					
18					
19					
20					
21					
22					
23					
24					
25					

Bilan de la journée :

____

____

DATE

Cig n°	heure	lieu	humeur	Importance	Comment s'en passer ?
1					
2					
3					
4					
5					
6					
7					
8					
9					
10					
11					
12					
13					
14					
15					
16					
17					
18					
19					
20					
21					
22					
23					
24					
25					

Bilan de la journée :

____

____

Cig n°	heure	lieu	humeur	Importance	Comment s'en passer ?
1					
2					
3					
4					
5					
6					
7					
8					
9					
10					
11					
12					
13					
14					
15					
16					
17					
18					
19					
20					
21					
22					
23					
24					
25					

Bilan de la journée :

____

____

Cig n°	heure	lieu	humeur	Importance	Comment s'en passer ?
1					
2					
3					
4					
5					
6					
7					
8					
9					
10					
11					
12					
13					
14					
15					
16					
17					
18					
19					
20					
21					
22					
23					
24					
25					

Bilan de la journée :

____

____

Cig n°	heure	lieu	humeur	Importance	Comment s'en passer ?
1					
2					
3					
4					
5					
6					
7					
8					
9					
10					
11					
12					
13					
14					
15					
16					
17					
18					
19					
20					
21					
22					
23					
24					
25					

Bilan de la journée :

____

____

DATE _______________

Cig n°	heure	lieu	humeur	Importance	Comment s'en passer ?
1					
2					
3					
4					
5					
6					
7					
8					
9					
10					
11					
12					
13					
14					
15					
16					
17					
18					
19					
20					
21					
22					
23					
24					
25					

Bilan de la journée :

____

____

DATE ________________

Cig n°	heure	lieu	humeur	Importance	Comment s'en passer ?
1					
2					
3					
4					
5					
6					
7					
8					
9					
10					
11					
12					
13					
14					
15					
16					
17					
18					
19					
20					
21					
22					
23					
24					
25					

Bilan de la journée :

____

____

DATE

Cig n°	heure	lieu	humeur	Importance	Comment s'en passer ?
1					
2					
3					
4					
5					
6					
7					
8					
9					
10					
11					
12					
13					
14					
15					
16					
17					
18					
19					
20					
21					
22					
23					
24					
25					

Bilan de la journée :

____

____

<u>DATE</u>

Cig n°	heure	lieu	humeur	Importance	Comment s'en passer ?
1					
2					
3					
4					
5					
6					
7					
8					
9					
10					
11					
12					
13					
14					
15					
16					
17					
18					
19					
20					
21					
22					
23					
24					
25					

Bilan de la journée :

____

____

DATE ________________

Cig n°	heure	lieu	humeur	Importance	Comment s'en passer ?
1					
2					
3					
4					
5					
6					
7					
8					
9					
10					
11					
12					
13					
14					
15					
16					
17					
18					
19					
20					
21					
22					
23					
24					
25					

Bilan de la journée :

____

____

Cig n°	heure	lieu	humeur	Importance	Comment s'en passer ?
1					
2					
3					
4					
5					
6					
7					
8					
9					
10					
11					
12					
13					
14					
15					
16					
17					
18					
19					
20					
21					
22					
23					
24					
25					

Bilan de la journée :

____

____

Cig n°	heure	lieu	humeur	Importance	Comment s'en passer ?
1					
2					
3					
4					
5					
6					
7					
8					
9					
10					
11					
12					
13					
14					
15					
16					
17					
18					
19					
20					
21					
22					
23					
24					
25					

Bilan de la journée :

____

____

DATE _______________________

Cig n°	heure	lieu	humeur	Importance	Comment s'en passer ?
1					
2					
3					
4					
5					
6					
7					
8					
9					
10					
11					
12					
13					
14					
15					
16					
17					
18					
19					
20					
21					
22					
23					
24					
25					

Bilan de la journée :

____

____

Cig n°	heure	lieu	humeur	Importance	Comment s'en passer ?
1					
2					
3					
4					
5					
6					
7					
8					
9					
10					
11					
12					
13					
14					
15					
16					
17					
18					
19					
20					
21					
22					
23					
24					
25					

Bilan de la journée :

____

____

Cig n°	heure	lieu	humeur	Importance	Comment s'en passer ?
1					
2					
3					
4					
5					
6					
7					
8					
9					
10					
11					
12					
13					
14					
15					
16					
17					
18					
19					
20					
21					
22					
23					
24					
25					

Bilan de la journée :

____

____

DATE ___________

Cig n°	heure	lieu	humeur	Importance	Comment s'en passer ?
1					
2					
3					
4					
5					
6					
7					
8					
9					
10					
11					
12					
13					
14					
15					
16					
17					
18					
19					
20					
21					
22					
23					
24					
25					

Bilan de la journée :

____

____

DATE ______________________

Cig n°	heure	lieu	humeur	Importance	Comment s'en passer ?
1					
2					
3					
4					
5					
6					
7					
8					
9					
10					
11					
12					
13					
14					
15					
16					
17					
18					
19					
20					
21					
22					
23					
24					
25					

Bilan de la journée :

____

____

Cig n°	heure	lieu	humeur	Importance	Comment s'en passer ?
1					
2					
3					
4					
5					
6					
7					
8					
9					
10					
11					
12					
13					
14					
15					
16					
17					
18					
19					
20					
21					
22					
23					
24					
25					

Bilan de la journée :

____

____

DATE ___________

Cig n°	heure	lieu	humeur	Importance	Comment s'en passer ?
1					
2					
3					
4					
5					
6					
7					
8					
9					
10					
11					
12					
13					
14					
15					
16					
17					
18					
19					
20					
21					
22					
23					
24					
25					

Bilan de la journée :

____

____

DATE _______________

Cig n°	heure	lieu	humeur	Importance	Comment s'en passer ?
1					
2					
3					
4					
5					
6					
7					
8					
9					
10					
11					
12					
13					
14					
15					
16					
17					
18					
19					
20					
21					
22					
23					
24					
25					

Bilan de la journée :

____

____

Cig n°	heure	lieu	humeur	Importance	Comment s'en passer ?
1					
2					
3					
4					
5					
6					
7					
8					
9					
10					
11					
12					
13					
14					
15					
16					
17					
18					
19					
20					
21					
22					
23					
24					
25					

Bilan de la journée :

____

____

Cig n°	heure	lieu	humeur	Importance	Comment s'en passer ?
1					
2					
3					
4					
5					
6					
7					
8					
9					
10					
11					
12					
13					
14					
15					
16					
17					
18					
19					
20					
21					
22					
23					
24					
25					

Bilan de la journée :

DATE

Cig n°	heure	lieu	humeur	Importance	Comment s'en passer ?
1					
2					
3					
4					
5					
6					
7					
8					
9					
10					
11					
12					
13					
14					
15					
16					
17					
18					
19					
20					
21					
22					
23					
24					
25					

Bilan de la journée :

____

____

Cig n°	heure	lieu	humeur	Importance	Comment s'en passer ?
1					
2					
3					
4					
5					
6					
7					
8					
9					
10					
11					
12					
13					
14					
15					
16					
17					
18					
19					
20					
21					
22					
23					
24					
25					

Bilan de la journée :

____

____

Cig n°	heure	lieu	humeur	Importance	Comment s'en passer ?
1					
2					
3					
4					
5					
6					
7					
8					
9					
10					
11					
12					
13					
14					
15					
16					
17					
18					
19					
20					
21					
22					
23					
24					
25					

Bilan de la journée :

____

____

Cig n°	heure	lieu	humeur	Importance	Comment s'en passer ?
1					
2					
3					
4					
5					
6					
7					
8					
9					
10					
11					
12					
13					
14					
15					
16					
17					
18					
19					
20					
21					
22					
23					
24					
25					

Bilan de la journée :

____

____

DATE ______________________

Cig n°	heure	lieu	humeur	Importance	Comment s'en passer ?
1					
2					
3					
4					
5					
6					
7					
8					
9					
10					
11					
12					
13					
14					
15					
16					
17					
18					
19					
20					
21					
22					
23					
24					
25					

Bilan de la journée :

____

____

DATE

Cig n°	heure	lieu	humeur	Importance	Comment s'en passer ?
1					
2					
3					
4					
5					
6					
7					
8					
9					
10					
11					
12					
13					
14					
15					
16					
17					
18					
19					
20					
21					
22					
23					
24					
25					

Bilan de la journée :

____

____

DATE

Cig n°	heure	lieu	humeur	Importance	Comment s'en passer ?
1					
2					
3					
4					
5					
6					
7					
8					
9					
10					
11					
12					
13					
14					
15					
16					
17					
18					
19					
20					
21					
22					
23					
24					
25					

Bilan de la journée :

____

____

DATE _______________

Cig n°	heure	lieu	humeur	Importance	Comment s'en passer ?
1					
2					
3					
4					
5					
6					
7					
8					
9					
10					
11					
12					
13					
14					
15					
16					
17					
18					
19					
20					
21					
22					
23					
24					
25					

Bilan de la journée :

____

____

DATE ______________________

Cig n°	heure	lieu	humeur	Importance	Comment s'en passer ?
1					
2					
3					
4					
5					
6					
7					
8					
9					
10					
11					
12					
13					
14					
15					
16					
17					
18					
19					
20					
21					
22					
23					
24					
25					

Bilan de la journée :

____

____

DATE

Cig n°	heure	lieu	humeur	Importance	Comment s'en passer ?
1					
2					
3					
4					
5					
6					
7					
8					
9					
10					
11					
12					
13					
14					
15					
16					
17					
18					
19					
20					
21					
22					
23					
24					
25					

Bilan de la journée :

____

____

DATE ______________________

Cig n°	heure	lieu	humeur	Importance	Comment s'en passer ?
1					
2					
3					
4					
5					
6					
7					
8					
9					
10					
11					
12					
13					
14					
15					
16					
17					
18					
19					
20					
21					
22					
23					
24					
25					

Bilan de la journée :

____

____

DATE _______________

Cig n°	heure	lieu	humeur	Importance	Comment s'en passer ?
1					
2					
3					
4					
5					
6					
7					
8					
9					
10					
11					
12					
13					
14					
15					
16					
17					
18					
19					
20					
21					
22					
23					
24					
25					

Bilan de la journée :

____

____

DATE

Cig n°	heure	lieu	humeur	Importance	Comment s'en passer ?
1					
2					
3					
4					
5					
6					
7					
8					
9					
10					
11					
12					
13					
14					
15					
16					
17					
18					
19					
20					
21					
22					
23					
24					
25					

Bilan de la journée :

____

____

DATE _______________

Cig n°	heure	lieu	humeur	Importance	Comment s'en passer ?
1					
2					
3					
4					
5					
6					
7					
8					
9					
10					
11					
12					
13					
14					
15					
16					
17					
18					
19					
20					
21					
22					
23					
24					
25					

Bilan de la journée :

____

____

Cig n°	heure	lieu	humeur	Importance	Comment s'en passer ?
1					
2					
3					
4					
5					
6					
7					
8					
9					
10					
11					
12					
13					
14					
15					
16					
17					
18					
19					
20					
21					
22					
23					
24					
25					

Bilan de la journée :

____

____

Cig n°	heure	lieu	humeur	Importance	Comment s'en passer ?
1					
2					
3					
4					
5					
6					
7					
8					
9					
10					
11					
12					
13					
14					
15					
16					
17					
18					
19					
20					
21					
22					
23					
24					
25					

Bilan de la journée :

____

____

DATE _______________

Cig n°	heure	lieu	humeur	Importance	Comment s'en passer ?
1					
2					
3					
4					
5					
6					
7					
8					
9					
10					
11					
12					
13					
14					
15					
16					
17					
18					
19					
20					
21					
22					
23					
24					
25					

Bilan de la journée :

____

____